Le conseil téléphonique en Médecine Générale : analyse de satisfaction

Johan Amani

Le conseil téléphonique en Médecine Générale : analyse de satisfaction

Étude prospective observationnelle sur la forme et l'impact du conseil médical téléphonique

Presses Académiques Francophones

Impressum / Mentions légales

Bibliografische Information der Deutschen Nationalbibliothek: Die Deutsche Nationalbibliothek verzeichnet diese Publikation in der Deutschen Nationalbibliografie; detaillierte bibliografische Daten sind im Internet über http://dnb.d-nb.de abrufbar.

Information bibliographique publiée par la Deutsche Nationalbibliothek: La Deutsche Nationalbibliothek inscrit cette publication à la Deutsche Nationalbibliografie; des données bibliographiques détaillées sont disponibles sur internet à l'adresse http://dnb.d-nb.de.

Coverbild / Photo de couverture: www.ingimage.com

Verlag / Editeur:
Presses Académiques Francophones
ist ein Imprint der / est une marque déposée de
OmniScriptum GmbH & Co. KG
Heinrich-Böcking-Str. 6-8, 66121 Saarbrücken, Deutschland / Allemagne
Email: info@presses-academiques.com

Herstellung: siehe letzte Seite /
Impression: voir la dernière page
ISBN: 978-3-8416-2671-4

UNIVERSITE PARIS NORD

FACULTE DE MEDECINE DE BOBIGNY
"Léonard de Vinci"

ANNEE 2012   N°

THESE

pour le

DOCTORAT en MEDECINE
(Diplôme d'Etat)

par

M. AMANI Johan

né le 08/09/1983 à Suresnes

Présentée et soutenue publiquement le 11 avril 2012

Le conseil téléphonique en Médecine Générale : analyse de satisfaction

Etude prospective observationnelle sur la forme et l'impact du conseil médical téléphonique

Président de Thèse :   Professeur Alain Krivitzky
Directeur de Thèse :   Docteur Igor Ouss
Rapporteur de Thèse :   Docteur Frédéric Lapostolle
Membre du jury :   Professeur Christophe Baillard
                         Professeur Frédéric Adnet
                         Docteur Edgar Fellous

Table des matières

Liste des abréviations

PDSA : Permanence De Soins Ambulatoire

CRRA : Centre de Réception et de Régulation des Appels

Samu : Service d'aide médicale urgente

ARM : Auxiliaire de régulation médicale

CMT93 : Conseil Médical Téléphonique 93

EN : Echelle numérique

O/N : Oui/Non

$IC_{95\%}$: Intervalle de confiance à 95 %

ORL : oto-rhino-laryngologie

AL : Ambulance

AINS : Anti-inflammatoire Non Stéroïdien

ENS : Echelle Numérique de Satisfaction

VS. : Versus

P : Indice de significativité

PMT2 : Prescription médicale téléphonique n° 2

PDS : Permanence de soins

Trauma : traumatologie

Intox : Intoxication

Rhumato : Rhumatologie

Orthop : Orthopédie

REMERCIEMENTS

Merci beaucoup à mon épouse qui a su me soutenir dans les grandes étapes de ma vie étudiante. Tu as toujours compris les obligations qui étaient les miennes, tu as su les accepter. Tu m'as permis de les rendre moins contraignantes. Aujourd'hui, tu me vois grandir encore un peu plus. Je suis heureux que nos chemins se soient croisés et je nous souhaite beaucoup de bonheur ensemble. Je te remercie également pour ton investissement. Tes multiples relectures, ton aide lors de la préparation de la soutenance m'ont été précieuses.

Monsieur le Président, messieurs les membres du Jurys, je vous suis très reconnaissant d'avoir accepté que je soutienne devant vous. J'ai été très honoré de votre intérêt à mon égard. J'espère que ce travail répond à vos attentes.

Sabine, je suis ravi d'avoir fait ta connaissance. Tu es une personne particulièrement intéressante. Tu as été un élément motivant pour moi, tant tu as été efficace et volontaire. Ce fut un grand plaisir de mener ce projet avec toi. Sans toi, ce travail n'aurait certainement pas été aussi abouti. Merci d'avoir cru en notre équipe.

Un grand merci au Pr Adnet. Vous nous avez accordé tout le temps et toute l'attention que nous réclamions. Vous nous avez motivés dans les périodes creuses pour nous aider à avancer. Merci de nous avoir donné de précieux conseils sur la rédaction de la thèse, l'analyse statistique et sur la présentation orale. Merci également d'avoir identifié nos nombreuses erreurs et de nous avoir montré comment les résoudre. Vous nous avez permis de rendre un travail digne de ce nom.

Merci au Dr Ouss d'avoir accepté de se lancer avec moi dans ce travail. Certes, le projet paraissait ambitieux. Mais, à force de réflexion, nous avons réussi à trouver un axe de travail consensuel, permettant d'allier nos domaines de prédilection. J'ai apprécié les échanges que nous avons eus durant ce travail. Ce fut extrêmement enrichissant.

Merci au Dr Salhi d'avoir encouragé les médecins régulateurs à remplir notre questionnaire. Votre efficacité a été source de motivation. Votre investissement nous a rendu le travail moins fastidieux.

Merci au Dr Renaudin d'avoir été un tuteur investi. Vous avez toujours été à mon écoute, malgré mes difficultés à entamer le contact. J'ai été comblé par les échanges que nous avons eus. Ils ont été très riches. Je suis convaincu par votre amour et dévotion pour la médecine générale. Je retrouve, en vous, toutes les qualités du médecin traitant que j'avais dans mon enfance (actuellement à la retraite). Vous êtes, tous les deux, des modèles pour moi.

Merci au Dr Sultan, ce fameux médecin traitant de mon enfance. J'ai dit que je serais médecin pour la première fois quand j'avais 6 ans. Je ne connaissais pas de médecin dans mon entourage familial. J'ai donc découvert la médecine à travers vous. J'ai identifié de nombreuses qualités chez vous, dont les plus frappantes étaient votre qualité d'écoute, votre disponibilité, votre maitrise de la communication, votre sens clinique et surtout votre expertise en tant que médecin généraliste. Soyez assuré que vous êtes à l'origine de ma vocation pour la médecine. Je travaillerai, autant que nécessaire, afin de développer, au plus vite, ces mêmes qualités.

Merci à toutes les personnes qui ont accepté de me transmettre leur savoir, leurs expériences dont je me suis nourris depuis toutes ces années. J'espère arriver à les mettre à profits dans ma future pratique. Un merci particulier aux Dr Wilthien et au Dr Basquin qui ont su me faire partager leur passion de la médecine générale. J'ai côtoyé des médecins passionnés par leur pratique et qui ont le souci de faire avancer la spécialité. Je vous remercie de votre enseignement, de votre investissement.

Merci à mes parents de m'avoir permis de faire ces études et de m'avoir soutenu tant moralement que financièrement dans ce projet. Vous vous êtes sacrifiés de nombreuses fois pour me permettre d'aller au bout. J'espère que vous êtes fier de vous parce que, moi, je le suis. Un grand merci à ma mère pour son aide précieuse, Je suis heureux de t'avoir comme maman. Merci à mon père de s'être inquiété pour moi, tout au long de mes études. Ton stress a été source de motivation, afin de ne surtout pas te décevoir. Je suis également reconnaissant à mes frères, ma sœur et les autres membres de ma famille. Vous m'avez également grandement épaulé durant mes études. Votre intérêt m'a beaucoup touché.

Merci à ma belle-famille. Vous m'avez accueilli formidablement dans votre cercle familial. Je me suis tout de suite senti à l'aise. Vous vous êtes pleinement investi dans ma formation. Je vous remercie d'avoir parfaitement compris mes impératifs et mon manque de disponibilité.

Merci à mes amis d'avoir accepté mon « agenda de ministre », d'avoir composé avec mes impératifs sans jamais m'en avoir fait le reproche. Je ne me risquerai pas à vous citer, tous, mais j'aurai une pensée particulière pour Adrien, Guillaume, Pierre-Adrien, Jérémy, vous avez vécu toutes mes joies, toutes mes peines. Vous avez été d'un soutien sans faille. Merci.

Merci également à mes collègues de promotion avec qui j'ai partagé des moments agréables et drôles. Nous avons su rendre joyeux les moments les plus difficiles. Je me souviens encore parfaitement de nos journées de première année de médecine dans les box de la faculté Bichat Claude Bernard. Nos échanges ont souvent été très constructifs, toujours dans la joie et la bonne humeur malgré l'enjeu important. Nous avons réussi à grandir tous ensemble durant toutes ces années, en partageant des instants de vie incroyables. J'ai adoré mes études de médecine, certainement grâce à vous.

Merci à mes co-internes que j'ai côtoyés pendant 6 mois. Je n'ai jamais regretté de vous avoir rencontré. J'attends avec impatience la prochaine occasion de se revoir pour se raconter notre évolution, sur le plan personnel et professionnel. Je tiens à remercier particulièrement Marine et

Virginie (et leur petite famille respective) de votre soutien. Je vous compte, désormais, parmi mes amis. Je suis heureux de vous connaître. Il n'y a qu'avec vous que je peux faire des dégustations d'eau. Quel bonheur !!!

Merci à tous ceux qui m'ont soutenu. Vos encouragements ont été une source de motivation. Je n'ai jamais baissé les bras grâce à vous tous. Vous avez été des acteurs de ma réussite. Je vous en suis reconnaissant.

Introduction

En 2008, près de 2,6 millions de Français rencontraient des difficultés pour accéder aux soins, que ce soit pour trouver un médecin généraliste, un spécialiste ou un professionnel de santé.[1] En effet, en 2006, il y avait environ 208 000 médecins actifs sur le territoire (dont 104 000 médecins généralistes), soit seulement 327 médecins pour 100 000 habitants.[2] Et cette tendance semble se dégrader. Les projections actuelles évoquent 292 médecins pour 100 000 habitants vers 2030. Cette situation suscite des interrogations concernant l'accès aux soins primaires. Cette difficulté d'accès au médecin généraliste pourrait être – en partie – résolue par un recours plus important aux conseils médicaux par l'intermédiaire d'un conseil téléphonique. C'est pourquoi il parait opportun de s'intéresser au conseil téléphonique. Il s'agit déjà d'une pratique courante dans le système de soins français, notamment au niveau des Centres de Réception et de Régulation des Appels (Crra) des Samu. En effet, tous les appels « 15 » sont dirigés vers un centre d'appel, où un auxiliaire de régulation médicale (ARM) répond à l'appel avant de le diriger vers un médecin généraliste (de permanence) ou vers un médecin urgentiste hospitalier en fonction de la nature et de la gravité de la demande (annexe 1). Le médecin généraliste du Samu a certes la mission d'adresser le patient à un confrère rapidement ou de façon différée mais aussi un rôle de conseil et parfois de prescription téléphonique. Ce conseil peut revêtir plusieurs formes : conduite à tenir à domicile, demande d'aller consulter un médecin, surveillance à domicile et, enfin, prescription médicamenteuse téléphonique (téléprescription).[3] D'ailleurs, la Haute Autorité de Santé a publié des recommandations de bonnes pratiques professionnelles concernant la téléprescription dans le cadre de la régulation médicale.[4]En ville également, les médecins généralistes conseillent et prescrivent souvent « par téléphone ».[5]Il s'agit d'un acte qui occupe pour certains médecins une part importante de leur pratique professionnelle.

Le conseil téléphonique est une pratique à laquelle nous, médecins généralistes, sommes peu ou pas formés. En outre, cet acte médical a été très peu évalué dans la littérature. Le conseil médical téléphonique a surtout été étudié dans le cadre des centres d'appels.[6] Les conditions dans lesquelles est pratiqué le conseil médical peuvent répondre à une contrainte comme l'impossibilité de mobiliser un effecteur, une charge de travail de régulation importante ou, à l'inverse, constituer une véritable réponse appropriée au motif de recours. Les situations, qui utilisent un conseil téléphonique comme une situation de régulation « dégradée » et/ou une volonté d'utiliser cette réponse dans un arsenal de régulation médicale adaptée n'ont pas été explorées. L'efficacité du conseil médical a fait l'objet de très peu de travaux prospectifs.[6]Enfin, aucune étude dans la littérature ne montre une relation entre la forme du conseil et l'efficacité de celui-ci.

Le but de ce travail est d'évaluer la satisfaction des patients vis-à-vis des conseils téléphoniques délivrés par un centre de régulation médicale de médecins généralistes libéraux dans le centre de réception et de régulation des appels du Samu 93 et de mettre en évidence des déterminants associés au degré de satisfaction.

En particulier, nous nous attacherons à la relation qui pourrait exister entre la forme du conseil (aspect qualitatif) et l'impact du conseil téléphonique en termes de satisfaction du patient.

1. Matériel et méthodes :

a. Type de l'étude

Il s'agit d'étude de type prospective, monocentrique, non interventionnelle de suivi de cohorte. Cette étude a eu l'avis favorable du Comité de Protection des Personnes Ile de France le 28 septembre 2011(annexe 2).

b. Cadre de l'étude

L'étude a été réalisée au Centre de régulation et de réception des appels (Crra) de la Seine-Saint-Denis. Ce centre d'appel couvre une zone géographique de 236 km² (zone urbaine), avec environ 1.600.000 habitants (annexe 3). La régulation associe une régulation de médecine générale effectuée par des médecins généralistes libéraux et une régulation hospitalière effectuée par le médecin régulateur hospitalier. Les appels sont triés par des permanencières auxiliaires de régulation médicale. Environ 70% des appels bénéficient d'une régulation de médecine générale.

c. Population

L'étude inclus les appels reçus dans le cadre de la médecine générale et qui ont donné lieu à un conseil médical téléphonique. Un appel de permanence de soins est considéré comme tel dès que l'auxiliaire de régulation médicale dirige cet appel vers le médecin généraliste libéral régulateur du Crra. Les appelants doivent être âgés de plus de 18 ans. Les conseils délivrés aux patients de moins de 1 an ont été exclus de l'étude. Les autres critères d'exclusion comprenaient les appels ne donnant pas lieu à un conseil, les appels en provenance d'une institution (police, pompiers, aéroport de Paris). Les appels sont également exclus en cas de communication impossible (barrière de la langue, appelant non communiquant).

d. Déroulement de la recherche

La première étape était la réponse à un questionnaire soumis aux médecins généralistes libéraux régulateurs (annexe 4). La première partie de ce questionnaire était remplie immédiatement après la fin de la régulation. Les données recueillies concernaient les éléments de l'appel et de la régulation. Les données collectées incluaient la date et l'heure de l'appel, le nom de l'appelant, son numéro d'appel, la relation avec le patient, le sexe du patient, le motif d'appel et le conseil donné. Par ailleurs, le ressenti des médecins vis à vis de leur régulation était évalué, de même que les conditions associées au choix du conseil médical (annexe 4). Le médecin s'assurait alors à la fin du conseil que la personne était d'accord pour être rappelée dans la semaine qui suit. Si le patient refusait, le questionnaire était quand même exploité.

La deuxième étape consistait à rappeler les patients (ou appelants) pour lesquels le médecin régulateur avait ouvert un questionnaire CMT93. Les patients étaient rappelés par les investigateurs dans les 7 jours suivant l'appel initial. La deuxième partie du questionnaire leur était alors soumise par téléphone. Elle portait sur l'adhésion et la satisfaction vis-à-vis du conseil (annexe 5).

e. Critères de jugement

Le critère de jugement était le taux de satisfaction des conseils donnés par le Crra mesuré par une échelle numérique (EN). Un score supérieur à 7/10 était considéré comme positif. Il s'agissait de la partie de l'étude particulièrement développée dans ce travail.

Les autres critères sont explicités :

- o Critère d'adhésion O/N
    - Prise du médicament prescrit O/N
    - Posologie prescrite O/N
- o Conseil suivi O/N
    - Consultation autre acteur de soin O/N
        - Médecin traitant
        - autre
    - Consultation aux urgences O/N
    - Conduite à tenir O/N

- o Echec :
  - Nécessité d'un deuxième appel non programmé
  - Nécessité d'appel vers un autre effecteur
    - Pompiers
    - SOS médecin
    - Structure hospitalière
    - Autres
- o Evolution clinique favorable O/N
- o Soulagement O/N
  - Disparition des symptômes
  - Diminution de la symptomatologie
- o Aggravation O/N
- o Satisfaction O/N
- o Echelle Numérique (0-10)
- o Satisfait :
  - Compréhension du régulateur
  - Possibilité de s'exprimer
  - Obtention d'une réponse adaptée
  - Durée du décroché
  - Durée de la régulation
  - Qualité du dialogue
  - Utilisation d'un langage adapté au patient
  - Utilisation d'un ton agréable
  - Emploi de mots choquants O/N
  - Emploi de mots rassurants O/N
  - Sentiment de confiance O/N
  - Vérification de la bonne compréhension du conseil O/N

Les éléments concernant le ressenti de la régulation sont détaillés dans l'annexe 5.

f. Taille de l'échantillon

Dans une étude publiée en 2006 sur 1547 conseils téléphoniques, on notait 26% de perdus de vue, 11% de refus de répondre, ce qui correspondait à un total de 63% de dossiers exploitables.[7] Dans l'étude de Labarère, le pourcentage d'adhésion et de satisfaction était de 70% [$IC_{95\%}$: 65-74].[8] Nous pouvions donc estimer que la fréquence de succès d'un conseil médical téléphonique à mettre en évidence était autour de 70% [$IC_{95\%}$: 65-75]. Le nombre de conseils médicaux téléphoniques à inclure était de 323.

En tenant compte de 37% de dossiers inexploitables, le nombre à inclure était de 513 conseils médicaux téléphoniques pour cette étude.

g. Analyse statistique

Toutes les données étaient saisies sur un masque de saisie (Google® document). Les données étaient ensuite extraites sur un fichier Excel®. Nous avions étudié la relation entre la satisfaction et les caractéristiques initiales des patients. Une analyse univariée avait été réalisée pour analyser les caractéristiques initiales du patient. Nous avons utilisé alors le t-test pour les variables quantitatives et un test de corrélation (Chi-2) pour les variables qualitatives. Nous n'avons pas réalisé d'analyse en régression compte tenu du profil des résultats retrouvés.

2. Résultats

a. Taux de réponse

Le centre de réception des appels avait reçu 30297 appels entre le 12/07/2011 et le 25/09/2011. Parmi ces appels, 525 avaient été observés et régulés par les médecins généralistes. Nous avions dénombré 95 appels n'ayant pas pu être analysés car soit refus de répondre (n=10), perdus de vue (n=71). Au total, 441 appels (soit 84%) avaient pu être analysés (figure 1).

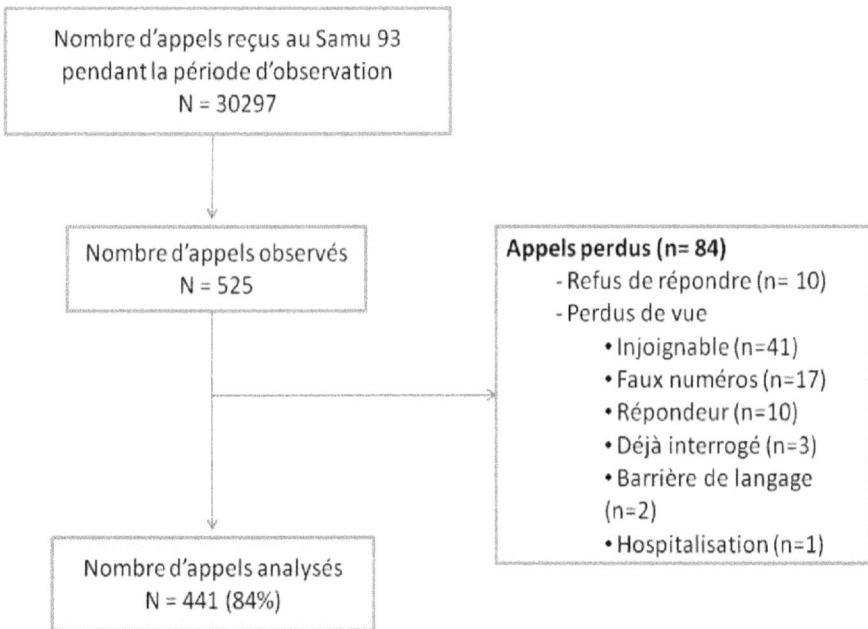

Figure 1 : Flow chart

b. **Caractéristiques des appelants (tableau 1)**

Les appelants étaient préférentiellement des femmes avec un sexe ratio de 4. L'âge moyen des appelants était de 42ans [IC$_{95\%}$: 41-44].

Les appelants étaient majoritairement les parents, puis les conjoints et les enfants.

c. **Caractéristiques des patients (tableau 1)**

57 % des patients appelaient eux même le Crra. Il s'agissait majoritairement de femmes (69 %). Le sexe ratio était de 2 en faveur des femmes.

L'âge moyen des patients était de 32 ans [IC$_{95\%}$: 30-34].

Parmi les patients, 63% étaient indemnes d'antécédent [IC$_{95\%}$: 58-68]. Les principaux antécédents répertoriés étaient essentiellement neuropsychiatriques et cardio-pneumologiques.

Caractéristiques	Nombre de patients (%)	IC à 95% du pourcentage
Sexe de l'appelant		
Féminin	411 (79)	(75-83)
Masculin	110 (21)	(13-29)
Age moyen de l'appelant	42 +/- 19	(41-44)
Sexe du patient		
Féminin	359 (69)	(64-74)
Masculin	160 (31)	(24-38)
Age moyen du patient	32 +/- 26	(30-34)
Filiation appelant/patient (qualité de l'appelant)		
Même personne	293 (57)	(53-61)
Parents	168 (32)	(28-36)
Conjoints	18 (3)	(3-3)
Enfants	16 (3)	(3-3)
Voisin	11 (2)	(2-2)
Fratrie	7 (1)	(2-2)
Oncle/tante/neveu/nièce	5 (1)	(1-1)
Antécédents des patients		
Pas de pathologie chronique	243 (63)	(58-68)
Neurologique/Psychiatrique	44 (11)	(8-14)
Cardiologique/Pneumologique	41 (11)	(8-14)
Orthopédie/Rhumatologie	16 (4)	(4-4)
Gynéco-obstétrique/Uro-néphrologie	8 (2)	(2-2)
Autres	36 (9)	(6-12)

Tableau 1 : caractéristiques des appelants et des patients (N= 525)

- 17 -

d. Caractéristiques des appels (tableau 2)

Les principaux motifs d'appels étaient les troubles gastro-intestinaux (19 %), neuropsychiatriques (15 %), dermatologiques (11 %) et les syndromes fébriles (10 %).

Les appelants contactaient le Samu majoritairement pour obtenir un conseil médical. Les demandes de médecin ne représentaient qu'un faible taux d'appel (13 % des cas [$IC_{95\%}$: 10-16]).

3/4 des appels survenaient pendant les heures ouvrables, c'est-à-dire du lundi au vendredi de 8H00 à 19h00 et le samedi matin de 8h00 à 13h00.

La durée moyenne d'un appel était de 185 secondes, soit 3 min 5 sec, (avec une déviation standard de 107 secondes). Parmi les appelants, les primo-appelants étaient 3 fois moins nombreux que les autres.

Différents types de conseils avaient été délivrés lors des divers appels. Le principal conseil délivré était la téléprescription qui représentait 242 appels (soit 46 %). Ensuite, le conseil relevait surtout d'une surveillance et réassurance à domicile dans 26% des cas. Le patient était orienté vers son médecin traitant dans 16 % des cas. Rarement, il était conseillé au patient de se rendre aux urgences (7%). Dans le cadre d'une téléprescription, le paracétamol (25 % des cas) était la molécule la plus prescrite par les médecins régulateurs du Crra du Samu 93. Ensuite venaient les traitements anti-diarrhéiques et anti-nauséeux. La téléprescription correspondait dans 9% cas à la poursuite ou à l'arrêt d'un traitement en cours.

Lorsque qu'un appel arrivait au Crra du Samu 93, nous dénombrions environ 3 effecteurs médicaux sur le terrain, c'est-à-dire que 3 médecins généralistes étaient susceptibles d'assurer les consultations à domicile. La durée prévisible d'intervention de ces effecteurs était variable. En effet, dans 42 % des cas, le délai d'intervention était évalué à moins de 3h et dans 49% des cas à plus de 3h. Par ailleurs, il y avait en moyenne 1 appel de permanence de soins en attente.

372 patients (87 %) se considéraient satisfaits du conseil médical téléphonique. L'évolution était souvent favorable suite au conseil téléphonique. 368 patients (85%) se disaient soulagés à la suite de l'appel au Samu 93. 375 patients (86 %) avaient déclaré avoir suivi le conseil médical. Le taux d'efficacité du conseil médical téléphonique, c'est-à-dire évolution favorable, adhésion au conseil et patient satisfait du conseil, était de 67%[$IC_{95\%}$: 63-71].

Caractéristiques des appels	Nombre d'appel (%)	IC à 95%
Motif d'appel :		
Gastro-entérologie	97 (19)	(16-22)
Neuropsychiatrie	76 (15)	(12-18)
Dermatologie	57 (11)	(9-13)
Fièvre	54 (10)	(8-12)
Gynéco-obstétrique	41 (8)	(6-10)
Traumatologie	41 (8)	(6-10)
Cardiologie/Pneumologique	37 (7)	(5-9)
ORL/ophtalmologie	37 (7)	(5-9)
Rhumatologie	35 (7)	(5-9)
Intoxication médicamenteuse	28 (5)	(5-5)
Urologie	19 (4)	(4-4)
endocrinologie	1 (0)	(0-0)
Demande initiale de l'appelant		
Demande de conseil	449 (86)	(83-89)
Demande de médecin	69 (13)	(10-16)
Demande AL/1er secours	4 (1)	(1-1)
Heure d'appel :		
Heures ouvrées*	383 (75)	(72-78)
Heures non ouvrées**	132 (25)	(22-28)
Durée moyenne de l'appel (sec)	185 +/- 107	(176-194)
1er contact avec le Samu:		
Oui	107 (25)	(21-29)
Non	375 (75)	(71-79)
Type de conseil :		
Téléprescription	242 (46)	(42-50)
Surveillance/Reassurance	138 (26)	(23-29)
Consulter son médecin traitant	83 (16)	(13-19)
Aller aux urgences	37 (7)	(5-9)
Autres	25 (5)	(5-5)
Type de téléprescription		
Paracétamol	61 (25)	(20-30)
Anti-diarrhéique/Anti-nauséeux	34 (14)	(10-18)
Poursuivre/arrêter le traitement en cours	22 (9)	(6-12)
AINS	20 (8)	(5-11)
Antibiotiques	6 (2)	(2-2)
Autres	99 (41)	(35-47)
Nombres d'effecteur sur le terrain au moment de l'appel	3 +/- 1	(3-3)
Durée prévisible d'intervention au moment de l'appel		
<3h	211 (42)	(38-46)
>3h	246 (49)	(45-53)
Non évaluable	40 (8)	(6-10)
Nombre d'appels permanence de soin en attente de régulation au moment de l'appel	1 +/- 1	(1-1)
Patient soulagé suite au conseil donné		
Oui	371 (86)	(83-89)
Non	62 (14)	(11-17)
Patient ayant adhéré au conseil médical téléphonique		
Oui	377 (85)	(82-88)
Non	64 (15)	(12-18)
Patient satisfait (EN> ou = 7)		
Oui	377 (86)	(83-89)
Non	62 (14)	(11-17)
Efficacité du conseil médical téléphonique		
Oui	287 (67)	(63-71)
Non	143 (33)	(29-37)

* Jours de semaines de 8H00 à 19H00 et samedi de 8h00 à 13H00
** Jours de semaines de 19H00 à 8H00, samedi de 13H00 à 00H00 et dimanche

Tableau 2 : caractéristiques des appels (N=525)

e. Ressenti du régulateur (tableau 3)

Le médecin régulateur était, en général, content de sa régulation. Il se disait « très satisfait » dans 22% des cas et « satisfait » dans 68% des cas. Le conseil médical constituait quasi constamment une réponse adaptée à la question posée par l'appelant. Le conseil avait été donné par manque de moyen à 19 reprises (4%).

Ressenti du régulateur	Nombre (%)	Intervalle de conflance 95%
Satisfaction du médecin régulateur		
Très satisfait	110 (22)	(18-24)
Satisfait	349 (68)	(64-72)
Peu satisfait	49 (10)	(8-10)
Non satisfait	2 (0)	(0-0)
Raison du choix de donner un conseil médical		
Réponse adaptée à l'appel	433 (94)	(92-96)
Manque de moyen	19 (4)	(4-4)
Les deux à la fois	9 (2)	(2-2)

Tableau 3 : Le ressenti de la régulation du point de vue du médecin régulateur (N=525)

f. Satisfaction du patient (tableau 4)

Parmi les 429 appels analysés, 87 % des appelants étaient réellement satisfaits, c'est-à-dire que l'évaluation de la satisfaction selon une échelle numérique (ENS = échelle numérique de satisfaction) était supérieure à 7. La moyenne de satisfaction selon l'ENS était de 8.

Les patients avaient souvent eu l'impression que le médecin régulateur comprenait bien voire très bien leur demande dans plus de 90% des cas. De même que les patients estimaient avoir obtenu une réponse adaptée voire très adaptée dans 89% des cas. La grande majorité des patients considéraient que lors de l'appel, ils avaient eu la possibilité de s'exprimer, de poser leurs questions.

Par ailleurs, plus de la moitié des patients étaient satisfaits du délai de décroché (52%). 39 % étaient mêmes très satisfaits. Il en était de même pour la durée de l'entretien téléphonique. 48 et 44 % des patients étaient respectivement satisfaits ou très satisfaits du temps accordé par le médecin régulateur à l'entretien téléphonique.

Analyse descriptive de la satisfaction des patients	Nombre (%)	Intervalle de confiance 95%
Satisfaction de la réponse du régulateur		
Oui	404 (92)	(90-94)
Non	35 (8)	(8-8)
Moyenne de satisfaction selon l'échelle numérique	8 +/- 2	(8-9)
Echelle Numérique de Satisfaction (ENS)		
>7	372 (87)	(84-90)
<7	57 (13)	(10-16)
Avez-vous l'impression que le régulateur comprenait votre demande ?		
Très bien	270 (62)	(58-66)
Bien	134 (31)	(27-35)
Pas assez bien	22 (5)	(3-7)
Pas du tout	7 (2)	(2-2)
Avez-vous pu vous exprimer autant que vous le souhaitiez ?		
Très bien	266 (62)	(58-66)
Bien	129 (30)	(26-34)
Pas assez bien	29 (7)	(5-9)
Pas du tout	6 (1)	(1-1)
Considérez-vous avoir obtenu une réponse adaptée à votre demande ?		
Très bien	261 (61)	(57-65)
Bien	120 (28)	(24-32)
Pas assez bien	39 (9)	(7-11)
Pas du tout	11 (3)	(3-3)
Concernant la durée du décroché, êtes-vous ?		
Très satisfait	169 (39)	(35-43)
Satisfait	223 (52)	(48-56)
Peu satisfait	31 (7)	(5-9)
Non satisfait	10 (2)	(2-2)
Concernant la durée de la régulation, êtes-vous ?		
Très satisfait	192 (44)	(40-48)
Satisfait	209 (48)	(44-52)
Peu satisfait	20 (5)	(3-7)
Non satisfait	11 (3)	(3-3)
Concernant la qualité du dialogue, êtes-vous ?		
Très satisfait	209 (48)	(44-52)
Satisfait	188 (44)	(40-48)
Peu satisfait	24 (6)	(4-8)
Non satisfait	10 (2)	(2-2)
Les mots employés par le médecin étaient-ils adaptés ?		
Parfaitement adaptés	219 (51)	(47-55)
Adaptés	174 (40)	(36-44)
Moyennement adaptés	22 (5)	(3-7)
Non adaptés	16 (4)	(4-4)
Avez-vous entendu des mots choquants ?		
Oui	8 (2)	(2-2)
Non	422 (98)	(98-98)
Avez-vous entendus des mots rassurants ?		
Oui	337 (78)	(76-82)
Non	93 (23)	(18-24)
Le ton était-il agréable ?		
Très agréable	156 (36)	(32-40)
Agréable	242 (56)	(52-60)
Insatisfaisant	25 (6)	(4-8)
Inadapté	7 (2)	(2-2)
Le médecin s'est il assuré que vous aviez compris le conseil ?		
Oui	294 (70)	(66-74)
Non	130 (30)	(26-34)
Vous êtes vous senti en confiance ?		
Oui	398 (92)	(90-94)
Non	34 (8)	(6-10)

Tableau 4 : Analyse descriptive de la satisfaction des patients (N=441)

La qualité du dialogue était fréquemment appréciée par les patients. Des mots choquants avaient été prononcés dans seulement 2% des cas. A l'inverse, des mots rassurants avaient été employés dans 78 % des cas. Le ton employé semblait avoir été majoritairement agréable. Un climat de confiance s'était instauré de façon quasi constante (398 appels sur 441). Dans plus de 2/3 des cas, le médecin s'était assuré que le patient avait bien compris le conseil.

g. Comparaison : patients satisfaits vs. patients non satisfaits (tableau 5)

Les 2 groupes avaient des tailles d'échantillon très différentes, c'est-à-dire qu'il y avait 372 patients satisfaits de la réponse apportée contre 57 patients non satisfaits.

Dans les deux groupes, la moyenne d'âge des appelants était d'environ 41-42 ans. Celle des patients était de 31 ans dans le groupe satisfait et de 35 ans dans le groupe non satisfait. Il y a la même proportion de femmes parmi les appelants dans les 2 groupes. Le sexe ratio était également comparable concernant les patients des 2 groupes.

Il n'y avait pas de différence significative entre les 2 groupes concernant le nombre d'appel permanence de soins en attente, la durée prévisible d'intervention, et le nombre d'effecteur sur le terrain.

La durée de l'appel ne différait pas significativement dans les 2 groupes.

Les résultats montraient que les patients ayant appelé pour un conseil au sujet d'un problème gastro-entérologique étaient, de manière significative, satisfaits. Par contre, lorsque le motif d'appel étaient d'ordre neuropsychologique, les patients étaient majoritairement insatisfaits (p=0,05).

La proportion de téléprescription était identique dans les groupes « patients satisfaits » et « patients insatisfaits ». Il en était de même pour les conseils de surveillance /réassurance, pour les orientations vers le médecin traitant et pour les orientations vers les urgences du secteur.

La satisfaction du régulateur était significativement liée à la satisfaction du patient. Par ailleurs, le soulagement du patient était également associé à la satisfaction des patients.

CORRELATION ENTRE SATISFACTION ET ...	Patients satisfaits (EN>7) (N=372)	Patients non satisfaits (EN<7) (N=57)	p
Age de l'appelant	42 +/- 19	41 +/- 18	0,72
Sexe de l'appelant Masculin Féminin	73 (20 %) 296 (80 %)	12 (21 %) 45 (79 %)	0,50
Age du patient	31 +/- 26	35 +/- 28	0,30
Sexe du patient Masculin Féminin	114 (31 %) 252 (69 %)	14 (25 %) 43 (75 %)	0,31
Nombre d'appel permanence de soins en attente	1 +/- 1	1 +/- 1	0,52
Nombres d'effecteurs sur le terrain	3 +/- 1	3 +/- 1	0,35
Durée prévisible d'intervention au moment de l'appel <3h >3h Non évaluable	147 (41 %) 182 (51 %) 26 (7 %)	19 (36 %) 13 (53 %) 6 (11 %)	0,51
Nombre d'appels lors : Heures ouvrables Heures non ouvrables	281 (87 %) 91 (13 %)	41 (85 %) 16 (15 %)	0,56
Durée de la régulation (en secondes)	189 +/-110	172 +/- 97	0,25
Motif d'appel : Gastro-entérologie Neuropsychiatrie Dermatologie Fièvre Gynéco-obstétrique Traumatologie Cardiologie/Pneumologique ORL/ophtalmologie Rhumatologie Intoxication médicamenteuse Urologie endocrinologie	79 (21 %) 45 (12 %) 47 (13 %) 38 (10 %) 24 (6 %) 32 (9 %) 26 (7 %) 22 (6 %) 23 (6 %) 24 (6 %) 12 (3 %) 1 (0 %)	11 (7 %) 13 (23 %) 4 (7 %) 8 (14 %) 6 (11%) 3 (5 %) 2 (4 %) 7 (12 %) 5 (9 %) 0 (0 %) 3 (5 %) 0 (0 %)	0,05
Type de conseil : Téléprescription Surveillance/Réassurance Consulter son médecin traitant Aller aux urgences Autres	172 (46 %) 105 (28 %) 52 (14 %) 29 (8 %) 14 (4 %)	31 (54 %) 11 (9 %) 11 (9 %) 2 (4 %) 2 (4 %)	0,36
Satisfaction du médecin régulateur Très satisfait Satisfait Peu satisfait Non satisfait	81 (22 %) 244 (67 %) 37 (10 %) 0 (0 %)	9 (16 %) 40 (71 %) 5 (9 %) 2 (4 %)	<0,01
Soulagement du patient	323 (87 %)	40 (70 %)	<0,01
Adhésion au conseil	322 (87 %)	46 (81 %)	0,24

Tableau 5 : corrélation entre la satisfaction (EN>7) et les autres variables (N = 429)

h. Les déterminants de la satisfaction (tableau 6)

Les déterminants testés étaient tous significativement associés à la satisfaction du patient.

En effet, la bonne compréhension de la demande du patient, la possibilité de s'exprimer étaient associées à la satisfaction du patient. De même, les patients disaient avoir plus souvent obtenus une réponse adaptée à leur demande dans le groupe de « patients satisfaits ».

La durée du décroché et la durée de la régulation étaient associées à la satisfaction du patient. Par ailleurs, la qualité du dialogue était un critère de satisfaction. En effet, plus le discours était adapté au patient, plus les patients étaient satisfaits. Les mots rassurants favorisaient la satisfaction des patients ; par contre, les mots choquants étaient un critère d'insatisfaction.

Employer un ton agréable semblait influer de manière significative sur la satisfaction du patient.

Le fait que le médecin s'assure que le patient ait bien compris le conseil était associé à la satisfaction.

Lorsqu'un climat de confiance était instauré, les patients étaient satisfaits.

Possibles déterminants de la satisfaction	Patients satisfaits (EN>7) (N=372)	Patients non satisfaits (EN<7) (N = 57)	p
Avez-vous l'impression que le régulateur comprenait votre demande ?			
Très bien	261 (70 %)	8 (14 %)	
Bien	107 (29 %)	25 (45%)	<0,01
Pas assez bien	4 (1 %)	16 (29 %)	
Pas du tout	0 (0 %)	7 (13%)	
Avez-vous pu vous exprimer autant que vous le souhaitiez ?			
Très bien	252 (68 %)	14 (25 %)	
Bien	105 (28 %)	20 (36 %)	<0,01
Pas assez bien	12 (3 %)	16 (29 %)	
Pas du tout	0 (0 %)	6 (11 %)	
Considérez-vous avoir obtenu une réponse adaptée à votre demande ?			
Très bien	255 (69 %)	6 (11%)	
Bien	99 (27 %)	19 (35 %)	<0,01
Pas assez bien	15 (4 %)	21 (38%)	
Pas du tout	2 (1 %)	9 (16 %)	
Concernant la durée du décroché, êtes-vous ?			
Très satisfait	159 (43 %)	9 (16 %)	
Satisfait	188 (51 %)	31 (55 %)	<0,01
Peu satisfait	20 (5 %)	11 (20 %)	
Non satisfait	5 (1 %)	5 (9 %)	
Concernant la durée de la régulation, êtes-vous ?			
Très satisfait	187 (50 %)	5 (9 %)	
Satisfait	178 (48 %)	28 (51 %)	<0,01
Peu satisfait	6 (2 %)	12 (22 %)	
Non satisfait	1 (0 %)	10 (18 %)	
Concernant la qualité du dialogue, êtes-vous ?			
Très satisfait	206 (56 %)	2 (4 %)	
Satisfait	158 (43 %)	29 (53 %)	<0,01
Peu satisfait	7 (2 %)	14 (26 %)	
Non satisfait	0 (0 %)	10 (18 %)	
Les mots employés par le médecin étaient-ils adaptés ?			
Parfaitement adaptés	205 (55 %)	13 (24 %)	
Adaptés	154 (52 %)	20 (36 %)	<0,01
Moyennement adaptés	11 (3 %)	17 (31 %)	
Non adaptés	1 (0 %)	5 (9 %)	
Avez-vous entendu des mots choquants ?			
Oui	3 (1 %)	4 (7 %)	<0,01
Non	367 (99 %)	51 (92%)	
Avez-vous entendus des mots rassurants ?			
Oui	315 (85 %)	21 (38%)	<0,01
Non	55 (15 %)	34 (62 %)	
Le ton était-il agréable ?			
Très agréable	150 (40 %)	6 (11 %)	
Agréable	208 (56 %)	31 (56 %)	<0,01
Insatisfaisant	12 (3 %)	13 (24 %)	
Inadapté	1 (0 %)	5 (9 %)	
Le médecin s'est il assuré que vous aviez compris le conseil ?			
Oui	270 (74 %)	26 (47 %)	<0,01
Non	97 (26 %)	29 (53 %)	
Vous êtes vous senti en confiance ?			
Oui	363 (98 %)	32 (58 %)	<0,01
Non	9 (2 %)	23 (42 %)	

Tableau 6 : les déterminants de la satisfaction (EN>7) (N = 429)

3. <u>Discussion</u>

a. <u>Épidémiologie du conseil téléphonique par un Crra</u>

Toutes les études confirmaient que le nombre d'appel téléphonique au Crra avait augmenté ces dernières en France et dans le monde.[6, 9] A l'Ile de la Réunion, le nombre d'appel au Crra avait triplé en 10 ans (de 1997 à 2007). Les conseils médicaux représentaient 30 % des appels. Sa fréquence variait largement d'un Samu à un autre et va de 5 % à 70 %.[8-11] Dans notre étude, nous avions étudié les appels de permanence de soins donnant lieu à un conseil. Nous avions inclus 525 appels dont 441 avaient pu être analysés.

Les motifs de recours étaient divers. Les motifs les plus souvent cités dans la littérature et aboutissant à des conseils médicaux étaient la fièvre, les accidents traumatiques et les troubles gastro-intestinaux particulièrement en pédiatrie.[9-11]

Dans notre étude, les principaux motifs de recours étaient les troubles gastro-entérologiques, neuropsychologiques et dermatologiques. La fièvre et la traumatologie étaient respectivement les quatrième et cinquième motifs d'appels.

Contrairement à l'étude de Desmettre où le conseil se partageait de manière à peu près équivalente en téléprescriptions et en conseils non médicamenteux (52 % vs. 45 %), la téléprescription représentait, dans notre travail, environ la moitié des conseils, très largement devant les consignes de surveillance et/ou réassurance (26 %) et l'orientation vers le médecin traitant (16 %).[12]

Les mêmes auteurs avaient réalisé une autre étude qui concernait 379 prescriptions médicamenteuses téléphoniques par un centre 15.[13] Ils avaient alors mis en évidence que 32 % des appels de permanence de soins du centre 15 de Besançon avaient abouti à une prescription médicamenteuse téléphonique. Les médicaments les plus prescrits appartenaient à 4 familles médicamenteuses : antalgiques, anti-inflammatoires non-stéroïdiens, antispasmodiques, anti-diarrhéiques. Ces médicaments étaient issus de la pharmacie familiale dans 90 % des cas. En outre, dans 80 % des cas, une décision complémentaire était associée à la téléprescription (par ex : consulter un professionnel de santé, rappeler en cas d'aggravation des symptômes).

Dans notre travail, nous avions constaté, en effet, une téléprescription importante de paracétamol et d'anti-diarrhéique et/ou anti-nauséeux qui étaient principalement issus de la pharmacie familiale.

Les conseils téléphoniques étaient donnés par 28 médecins régulateurs, généralistes ou urgentistes de formations. Dans notre travail, les médecins régulateurs semblaient majoritairement satisfaits de leurs régulations. Il existait une relation significative entre la satisfaction du médecin régulateur et la satisfaction du patient. Dans 94% des cas, le conseil constituait une réponse adaptée à la demande du patient. La délivrance de conseil par manque de moyen disponible était exceptionnelle. Le conseil médical téléphonique ne constituait pas une réponse par défaut mais bien une alternative à une consultation médicale pouvant être différée. Dans la littérature, l'origine professionnelle du régulateur (libéral ou hospitalier) ne semblait pas influer sur la nature du conseil d'un appel de permanence des soins.[14]

b. **Satisfaction**

Les études françaises au sein des Centres de Réception et de Régulation des Appels trouvaient des degrés de satisfaction entre 80 et 91 %.[9, 12, 16] Une étude sur la satisfaction de 1547 conseils téléphoniques donnés par le Samu de la Seine-Saint-Denis décrivait un taux de satisfaction de 83 %.[7] La satisfaction semblaient surtout liée aux délais d'attente de la réponse téléphonique et à la qualité de l'accueil téléphonique.[10, 17].

Dans notre étude CMT93, les patients étaient très largement satisfaits (87 % des patients). Nous avions ensuite dégagé des déterminants de la satisfaction, notamment la bonne compréhension de la demande par le médecin régulateur, la possibilité de s'exprimer, l'obtention d'une réponse adaptée à la demande.

De même, les patients étaient fréquemment satisfaits de la durée du décroché et de l'entretien.

Nous avions répertorié d'autres déterminants de la satisfaction tel que la qualité du dialogue, le choix des mots (choquant ou rassurants), le ton utilisé pour délivrer le conseil, l'instauration d'un climat de confiance, la préoccupation du médecin régulateur vis-à-vis de la bonne compréhension du conseil.

Les analyses de corrélation permettaient d'établir une association significative entre la satisfaction (EN>7) et tous les déterminants de la satisfaction. En effet, la prononciation de mots choquants était associée à l'insatisfaction des patients, tandis que la présence de mots rassurants était liée à la satisfaction, comme le ton utilisé par le médecin régulateur.

Il existait également une association significative entre la satisfaction du régulateur et la satisfaction du patient, entre l'évolution favorable de l'état de santé du patient et sa satisfaction. De même, nous constatons un lien significatif entre le motif d'appel et la satisfaction du patient. Par contre, nous n'avions pas établi de corrélation avec le type de conseil, l'observance, la durée d'appel, les caractéristiques de l'appelant et/ou du patient.

Une analyse Cochrane avait été réalisée à propos de la consultation téléphonique. Elle étudiait la satisfaction des patients.[6] La majorité des études montrait une satisfaction plus élevée dans le groupe consultation ordinaire que dans le groupe consultation téléphonique. Seule une étude de B. McKinstry (2002) avait montré qu'il n'y avait pas de différence significative concernant le niveau de satisfaction entre les consultations téléphoniques et les consultations ordinaires.[18] Plus de la moitié des patients des 2 groupes avaient affirmé qu'ils utiliseraient à nouveau la consultation téléphonique à l'avenir.

c. Adhésion

L'adhésion (ou observance) du conseil variait selon les études (entre 61 et 87 %).

En effet, nous avions observé une bonne observance avec un taux global d'adhésion de 86 % [$IC_{95\%}$ = 83-89].

Dans la littérature, notamment dans l'étude menée par l'équipe du Samu 93 sur 1547 conseils téléphoniques, l'adhésion pour le conseil était bonne puisque ce dernier était suivi dans 87% des cas.[7] Par contre, dans l'étude réalisée par l'équipe du Samu de Grenoble sur l'observance des conseils téléphoniques (409 appels analysés) prodigués par un centre 15, les auteurs avaient trouvé une observance de seulement 70% [$IC_{95\%}$ = 65-74 %].[8] Elle variait en fonction du type de conseil donné. Lorsqu'une téléprescription était faite, l'observance était de 61 %, lorsque le conseil était une réorientation vers leur médecin généraliste aux heures ouvrables, les auteurs constataient

- 28 -

84 % d'observance. Elle était de 64% dans le groupe de patients qui avaient reçu le conseil de se rendre aux urgences.

Une autre étude réalisée en 2006 sur 174 conseils médicamenteux en infectiologie révélait une bonne observance (85 %) pour la prise médicamenteuse et de 77 % pour les recommandations d'examens complémentaires.[15]

d. Morbidité

Nous avions constaté un faible taux de morbidité puisque 85 % de patients s'étaient déclarés soulagés (complètement ou en partie) à la suite de l'appel. 3 % des patients avaient vu leur état se dégrader. Seul un patient avait été hospitalisé à la suite du contact téléphonique.

L'étude PMT2 de Desmettre s'était intéressée à l'évolution de la symptomatologie à la suite d'un conseil médical.[12] Dans cette étude monocentrique, une majorité (70 %) des patients décrivaient que leur état s'était amélioré.

Par ailleurs, dans l'étude de Labarère, seule une patiente était décédée à la suite d'un conseil téléphonique (ce qui représentait une mortalité de 0,2 %).[8] Il s'agissait d'une patiente de 64ans avec des antécédents de pancréatite qui se plaignait de douleur thoracique. Le médecin régulateur lui avait conseillé de se traiter elle-même. Le médecin avait ensuite envoyé les secours suite à un 2ème appel pour aggravation de son état. La cause de la mort était un infarctus du myocarde. Dans cette même étude, 10 % des patients qui avaient reçu le conseil de consulter leur médecin généraliste avaient été secondairement adressés aux urgences. Et 10 % des patients, qui n'avaient pas suivi le conseil initial de « s'automédiquer » et qui avaient consulté leur médecin généraliste, avaient également été adressés aux urgences.

Le conseil médical téléphonique semblait donc être un outil sûr pour les patients. En effet l'évolution était très largement favorable.

e. Impact médico-économique

Dans notre étude, la majorité des appels aboutissant à un conseil médical téléphonique avait lieu aux heures ouvrées, c'est-à-dire du lundi au vendredi de 8h00 à 19h00 et samedi matin de 8h00 à 13h00.La majorité des conseils consistait en une téléprescription (46 %), et en une simple surveillance dans 26% des cas. L'orientation vers le médecin traitant et l'orientation vers les urgences constituaient une part non négligeable des conseils médicaux téléphoniques. Nous n'avons pas étudié spécifiquement l'impact de ces conseils médicaux téléphoniques sur les consultations de médecine générale, ni sur la fréquentation des services d'urgence.

Dans la méta-analyse de la Cochrane, les consultations téléphoniques faisaient baisser le nombre de consultations immédiates chez le médecin généraliste et augmenter le nombre de consultations aux urgences mais de façon non significative.[6]Le nombre des consultations dans les services d'urgence ne semblaient pas être dépendant du conseil médical téléphonique.[18-20]

Cependant, une autre étude randomisée avait comparé des conseils téléphoniques donnés par des infirmières à la pratique habituelle basée sur le recours aux médecins traitants et aux urgences hospitalières. Cette étude montrait une réduction des coûts et une diminution du recours aux urgences dans le groupe « intervention » qui consistait en une réponse téléphonique en dehors des heures de consultation des médecins généralistes.[19]

L'impact en terme de coût semblait être négligeable dans les rares études anglaises.[21]

Par contre, vraisemblablement les consultations téléphoniques ne faisaient que retarder la consultation chez le médecin généraliste puisque une augmentation rapide de ces consultations dans les deux semaines du suivi avait été observée dans l'étude de McKinstry.[18]

f. Biais de l'étude

L'étude comportait un biais de sélection. En effet, nous avions beaucoup de perdus de vue (84 questionnaires) mais nous avions pris en compte ce biais en faisant un calcul du nombre de sujet nécessaire pour avoir suffisamment de puissance (N>513 conseils médicaux téléphoniques) pour observer notre pourcentage de satisfaction.

Conclusion

Notre travail montre qu'un conseil téléphonique peut suffire à répondre à la demande des patients et être satisfaisant dans de nombreux cas. La satisfaction est un critère de l'efficacité d'un conseil. Les déterminants de la satisfaction sont multiples. Ils comprennent : le délai de réponse, la disponibilité du médecin régulateur, l'impression d'être compris et le caractère agréable de l'entretien téléphonique. Les données apportées par notre étude permettent d'ouvrir la voie à d'autres travaux de recherche notamment à une étude multicentrique avec un échantillon plus important afin de pouvoir affiner les résultats, gagner en puissance et surtout dégager des recommandations des bonnes pratiques afin d'améliorer l'efficacité d'un conseil médical téléphonique.

ANNEXES

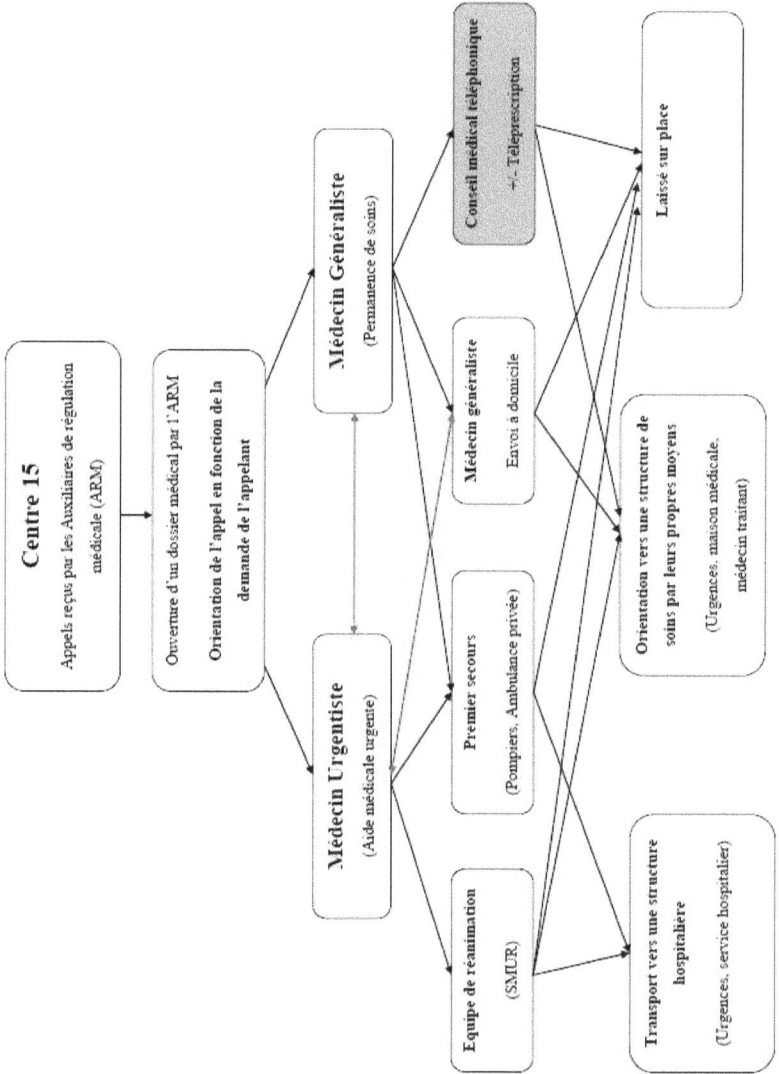

COMITE DE PROTECTION DES PERSONNES ILE DE FRANCE X

HOPITAL ROBERT BALLANGER
Boulevard Robert Ballanger - Bâtiment n° 8 (3ème étage) - 93602 Aulnay-sous-bois cedex
Tél. : 01 49 36 73 57 - E-mail : cpp.iledefrance10@ch-aulnay.fr
Président : Pr. Philippe CASASSUS

Recommandée avec AR
N° 1A 061 946 4708 3

Professeur Frédéric ADNET
Service SMUR-Urgences
HOPITAL AVICENNE
125, route de Stalingrad

93000 BOBIGNY

Aulnay-sous-Bois, le 28 septembre 2011

Vos réf.   : -
Nos réf   : PC/AP Etude NI-2011-09-02

Cher Monsieur,

Le Comité de Protection des Personnes Ile-de-France X a été saisi par vous-même d'une
demande d'avis sur le projet d'étude intitulée :

**« Evaluation de l'efficacité du conseil médical donné par un centre de régulation
et de réception de appels (Etude CMT93). »**

Le Comité réuni en session plénière ce Mercredi 28 septembre 2011 donne son
approbation à cette étude non interventionnelle qui lui paraît très intéressante et même
nécessaire.

Il se demande si, pour une meilleure analyse des résultats, il ne conviendrait pas de
comptabiliser également les patients qui refuseraient l'accord de participation de même que
ceux qui en seraient écartés pour des raisons de mauvaise compréhension. D'autre part,
il a discuté le danger potentiel de certaines « téléprescriptions » faites en absence
d'examen, comme par exemple celle d'AINS.

Enfin, il se demande si certains items ne pourraient pas être rajoutés dans la liste des
antécédents, comme l'allergie.

Ont participé à la délibération les membres du Comité suivants :

Recherche biomédicale	titulaire
	titulaire
	titulaire
Médecin généraliste	titulaire
Travailleur social	titulaire
Associations agréées de malades ou d'usagers du système de santé	titulaire
	titulaire

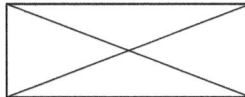

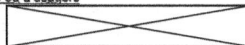

Cahier des charges régional de la permanence des soins ambulatoires—
Déclinaison territoriale de la Seine-Saint-Denis

Territoires PDSA de la Seine-Saint-Denis pour les effecteurs, postés, toutes plages horaires confondues

ETUDE CMT93

Remplir la fiche lorsque votre décision est un conseil médical.

Partie « REGULATION »

Numéro dossier : .... Durée

de régulation : .... min.

Nombre d'appels PDS en attente de régulation :

.... appels

Période randomisée

APPELANT

Age : ⌊_⌊_⌋ ans

Sexe : Masculin ☐

Féminin ☐

PATIENT (si différent Appelant)

Age : ⌊_⌊_⌋ ans

Sexe : Masculin ☐

Féminin ☐

Lien de parenté : ....

MOTIF DE L'APPEL

Fiévre ☐
Gastro ☐
Trauma ☐
Surdosage/intox ☐
Gyneco/obstetrique ☐
Angoisse ☐
Rhumato/orthop ☐
AUTRE ☐

Préciser :

DEMANDE INITIALE DE L'APPELANT

Demande de conseil ☐
Demande d'AL/1er secours ☐
Demande de médecin ☐
Autre ☐

ATCD DU PATIENT

Pathologie chronique ? ☐ OUI ☐ NON
PNEUMO ☐ OUI ☐ NON
CARDIO ☐ OUI ☐ NON
NEURO ☐ OUI ☐ NON
RENAL ☐ OUI ☐ NON
RHUMATO/ORTHO ☐ OUI ☐ NON
PSY ☐ OUI ☐ NON
AUTRE _____

DECISION DU REGULATEUR

NATURE DU CONSEIL MEDICAL :

TELEPRESCRIPTION :
○ Pharmacie familiale
○ Se rendre à la pharmacie
○ Nature du médicament télé prescrit :
  ○ Paracétamol ☐
  ○ AINS ☐
  ○ Aspirine ☐
  ○ Autres ☐

Posologie :

EFFECTEURS AU MOMENT DE L'APPEL

Nombre d'effecteurs médecins sur le terrain :

_____

Délai prévisible d'intervention des SUR :

☐ < 3h   ☐ > 3h   ☐Non évaluable

LE RESSENTI DU REGULATEUR

A quel niveau, vous sentez-vous satisfait de votre régulation ?

☐ Non satisfait

☐ Plutôt insatisfait

☐ Satisfait

☐ Très satisfait

Avez vous donnez le conseil :

○ à cause d'un manque de moyen ?

    ☐OUI   ☐ NON

○ réponse adapté à l'appel ?

    ☐OUI   ☐ NON

RAPPEL DU PATIENT

Le patient a-t-il donné son accord au rappel ?

    ☐OUI   ☐ NON

Si NON, pour quel(s) motif(s) ?

Partie « *évaluation du conseil médical* »

ADHESION

Avez- vous suivi le conseil donné ?

Oui ☐   Non ☐

Si non, pour quel(s) motif(s)?

_____
_____
_____

SATISFACTION

Avez-vous été satisfait de la réponse apportée par le régulateur ?

Oui ☐   Non ☐

Sur une échelle de O à 10 (0 = je suis complètement insatisfait et 10= je suis très satisfait), O quel niveau situez-vous votre satisfaction ?

_____

○ Avez-vous l'impression que le régulateur comprenait votre demande ?

TRES BIEN ☐
BIEN ☐
PAS ASSEZ BIEN ☐
PAS DU TOUT ☐

○ Avez- vous pu vous exprimer autant que vous le souhaitiez ?

TRES BIEN ☐
BIEN ☐
PAS ASSEZ BIEN ☐
PAS DU TOUT ☐

○ Considérez-vous avoir obtenu une réponse adaptée à votre demande ?

TRES BIEN ☐
BIEN ☐
PAS ASSEZ BIEN ☐
PAS DU TOUT ☐

○ Concernant la Durée du décroché, êtes-vous :
Non satisfait ☐
Peu satisfait ☐
Satisfait ☐
Très satisfait ☐

○ Concernant la Durée de la régulation, êtes-vous ?
Non satisfait ☐
Peu satisfait ☐
Satisfait ☐
Très satisfait ☐

○ Concernant la Qualité du dialogue, êtes-vous :
Non satisfait ☐
Peu satisfait ☐
Satisfait ☐
Très satisfait ☐

○ Les mots employés par le médecin étaient-ils adaptés ?
Parfaitement adaptés ☐
Adaptés ☐
Moyennement adaptés ☐
Non adaptés ☐

○ Avez-vous entendu des mots choquants ?
Oui ☐   Non ☐

○ Avez-vous entendu des mots rassurants ?
Oui ☐   Non ☐

○ Le ton était-il agréable ?
Très agréable ☐
Agréable ☐
Insatisfaisant ☐
Inadapté ☐

○ Le médecin s'est il assuré que vous aviez compris le conseil ?
Oui ☐   Non ☐
Si oui : comment ?

_____

○ Vous êtes vous senti en confiance ?
Oui ☐   Non ☐

○ Avez-vous déjà appelé au centre 15 ?
Oui ☐   Non ☐

Avez-vous quelque chose à ajouter ?

BIBLIOGRAPHIE

1.   Roselyne Bachelot-Narquin mdls, de la jeunesse et des sports. Première synthèse nationale des Etats Généraux de l'Organisation de la Santé. Paris2008.

2.   La démographie médicale à l'horizon 2030 : de nouvelles projections nationales et régionales détaillées. 2009.

3.   Samu de France, Société Française d'Anesthésie et de Réanimation. Conférence d'expert: réception et régulation des appels pour les urgences médicales en dehors de l'hôpital. La Revue des Samu. 2006;1:35-7.

4.   Haute Autorité de Santé. Prescription médicamenteuse par téléphone (ou téléprescrition) dans le cadre de la régulation médicale. Service des bonnes pratiques professionnelles. 2009:1-30.

5.   Médecine par téléphone : comment éviter les dérives. Le Bulletin de l'Ordre des médecins. 2005;1.

6.   Bunn F, Byrne G, Kendall S. Telephone consultation and triage: effects on health care use and patient satisfaction. Cochrane Database Syst Rev. 2004(4):CD004180.

7.   Vartanian C, Leseur A, Libaud B, Letoumelin P, Leclercq G, Bouvet F. Conseils téléphoniques au centre 15 de la Seine-Saint-Denis. Rev Samu. 2006;1:325-30.

8.   Labarere J, Torres JP, Francois P, Fourny M, Argento P, Gensburger X, et al. Patient compliance with medical advice given by telephone. Am J Emerg Med. 2003;21(4):288-92.

9.   Lopes K, Bourdé A, Yovanovitch JD, Humbert P, Loire C, Wahnert C. Evaluation de la participation des médecins libéraux à la régulation du Crra du samu 974. JEUR. 2006:S50 [abstract].

10.   Greffet A, Rouillard A, Ek F, Borgne N, Szmajer M, Sauval P, et al. Démarche qualité en médecine d'urgence: évaluation du ressenti de la population prise en charge à domicile par le Samu de Paris. JEUR. 2007;20:106-12.

11.   Labarère J, Torres JP, Argento P, Francois P, Gensburger X, Menthonnex P. Evaluation de l'observance des conseils prodigués par un centre 15. JEUR. 2001;14:P192 [abstract].

12.   Desmettre T, Clerc B, Labourey JM, Gevrey C, Marchandise A, Lavrut S, et al. Prescription médicamenteuse téléphonique: résultats d'une étude monocentrique sur 1183 appels de la permanence des soins (étude PMT2). JEUR. 2009:146 [abstract].

13.   Desmettre T, Clerc B, Massol J, Woronoff MC, Gevrey C, Labourey JM, et al. [Analysis of 379 drug prescriptions at a call Center 15]. Presse Med. 2011;40(5):e279-85. Epub 2011/01/25. Analyse de 379 prescriptions medicamenteuses telephoniques dans un Centre 15.

14.   Bagou G, Comte G, Peguet O, Roury B, Crozet D, Petit P. Régulation de la permanence des soins: les décisions dépendent-elles de son origine hospitalière ou libérale? JEUR. 2006:285 [abstract].

15.   Nouyrigat V, Patteau G, Rossetini M, Duclaux S, Gouarin L, Mevel S, et al. Conseil téléphonique : amélioration des pratiques aux urgences pédiatriques. JEUR. 2009(A174):358.

16.   Lallement A, Vintézou C, Ozguler A, Loeb T, Baer M. Le délai de la réponse médicale est-il un critère de satisfaction auprès des usages d'un centre de réception et régulation des appels? JEUR. 2008:115[abstract].

17.   McKinstry B, Walker J, Campbell C, Heaney D, Wyke S. Telephone consultations to manage requests for same-day appointments: a randomised controlled trial in two practices. The British journal of general practice : the journal of the Royal College of General Practitioners. 2002;52(477):306-10.

18.   Mean M, Pavese P, Tudela E, Dinh-Van KA, Mallaret MR, Stahl JP. Conseil téléphonique en infectiologie: bon suivi des recommandations proposées par un référent infectiologue. Presse Med. 2006;35:1461-5.

19.   Lattimer V, Sassi F, George S, Moore M, Turnbull J, Mullee M, et al. Cost analysis of nurse telephone consultation in out of hours primary care: evidence from a randomised controlled trial. BMJ. 2000;320(7241):1053-7.

20.   Jiwa M, Mathers N, Campbell M. The effect of GP telephone triage on numbers seeking same-day appointments. The British journal of general practice : the journal of the Royal College of General Practitioners. 2002;52(478):390-1. Epub 2002/05/17.

21.   Richards DA, Meakins J, Tawfik J, Godfrey L, Dutton E, Richardson G, et al. Nurse telephone triage for same day appointments in general practice: multiple interrupted time series trial of effect on workload and costs. BMJ. 2002;325(7374):1214. Epub 2002/11/26.

DEROULEMENT D'UNE SOUTENANCE DE THESE

La soutenance de thèse est une étape importante dans la vie d'un docteur. Il s'agit de l'instant qui vient consacrer de nombreuses années d'investissement, de développement et de dévouement, quelle que soit la spécialité choisie.

Les études médicales sont des études qui demandent du courage, de l'abnégation et surtout une force de caractère. Ces qualités sont nécessaires à tout médecin pour offrir les meilleurs soins à leurs patients. Ce sont celles-ci qui nous aideront à affronter les diverses situations rencontrées au long de notre parcours professionnel. Cet apprentissage est long et fastidieux, mais l'aboutissement justifie largement tous les efforts que nous fournissons chaque jour pour devenir meilleur médecin.

La soutenance de thèse est un virage dans la vie de tout médecin car elle lui permet d'obtenir le titre de docteur, tant désiré. Mais, attention, ce n'est finalement que le début de notre développement professionnel. Le docteur doit alors parfaire sa science pour mieux maitriser l'art de la médecine.

Les novices me demandent souvent comment se déroule une soutenance de thèse. La première chose à dire est que l'accès à une salle des thèses est libre. Tout le monde, initié ou non, peut assister à une soutenance de thèse.

La première partie d'une soutenance correspond à un exposé du travail de thèse, généralement un travail de recherche dans notre spécialité, devant un jury. Ce jury est composé, au minimum, de quatre membres, dont un président de jury, d'un rapporteur, de deux membres. Trois professeurs universitaires doivent obligatoirement composer le jury. Le directeur de thèse est également présent à la soutenance.

A l'issu de l'exposé, le jury questionne le doctorant au sujet de son travail. Tous les membres du jury ont, à tour de rôle, la parole.

Si vous assistez à une soutenance de thèse un jour, sachez que, traditionnellement, les applaudissements ne sont pas admis avant la délibération du jury.

La seconde partie de la soutenance correspond à la délibération du Jury (à huit clos). Cette délibération évalue la qualité du travail proposé et le récompense, si celui-ci le mérite. Les distinctions sont les suivantes : « honorables », « très honorables », « très honorables avec félicitation du jury ».

La troisième partie de la soutenance est très certainement, pour tout doctorant en médecine, la plus éprouvante sur le plan émotionnel. Il s'agit de la diction du Serment d'Hippocrate, en général devant le buste ou une statue d'Hippocrate. La toge peut être portée à cette occasion. Le moment est solennel. Il est pourvoyeur de nombreuses émotions de la part du jeune docteur en médecine, des membres du jury et également du public. A partir de cet instant, le médecin (doctorant) devient DOCTEUR. Ses Pères l'appellent alors CONFRERE.

Le serment est un symbole important pour le médecin. En effet, il représente d'une part la fin des études médicales. D'autre part, il comporte les principes que nous nous engageons à respecter, afin de ne pas manquer à nos devoirs. Le serment permet de garder une ligne de conduite et guide nos choix, notamment dans les moments de doutes. Il est donc important de le connaitre, d'en comprendre les différents aspects et d'en mesurer l'ampleur du message.

La soutenance de thèse se termine généralement par un moment de partage avec ses confrères, sa famille, ses amis. Il est important de faire participer toutes les personnes qui comptent pour vous, tellement ce moment est intense et unique. Cette journée est inoubliable !

SERMENT D'HIPPOCRATE

Au moment d'être admis à exercer la médecine, je promets et je jure d'être fidèle aux lois de l'honneur et de la probité. Mon premier souci sera de rétablir, de préserver ou de promouvoir la santé dans tous ses éléments, physiques et mentaux, individuels et sociaux.

Je respecterai toutes les personnes, leur autonomie et leur volonté, sans aucune discrimination selon leur état ou leurs convictions. J'interviendrai pour les protéger si elles sont affaiblies, vulnérables ou menacées dans leur intégrité ou leur dignité.

Même sous la contrainte, je ne ferai pas usage de mes connaissances contre les lois de l'humanité. J'informerai les patients des décisions envisagées, de leurs raisons et de leurs conséquences.

Je ne tromperai jamais leur confiance et n'exploiterai pas le pouvoir hérité des circonstances pour forcer les consciences. Je donnerai mes soins à l'indigent et à quiconque me les demandera. Je ne me laisserai pas influencer par la soif du gain ou la recherche de la gloire.

Admis dans l'intimité des personnes, je tairai les secrets qui me seront confiés.

Reçu à l'intérieur des maisons, je respecterai les secrets des foyers et ma conduite ne servira pas à corrompre les mœurs.

Je préserverai l'indépendance nécessaire à l'accomplissement de ma mission. Je n'entreprendrai rien qui dépasse mes compétences. Je les entretiendrai et les perfectionnerai pour assurer au mieux les services qui me seront demandés.

J'apporterai mon aide à mes confrères ainsi qu'à leur famille dans l'adversité.

Que les hommes et mes confrères m'accordent leur estime si je suis fidèle à mes promesses ; Que je sois déshonoré et méprisé si j'y manque.

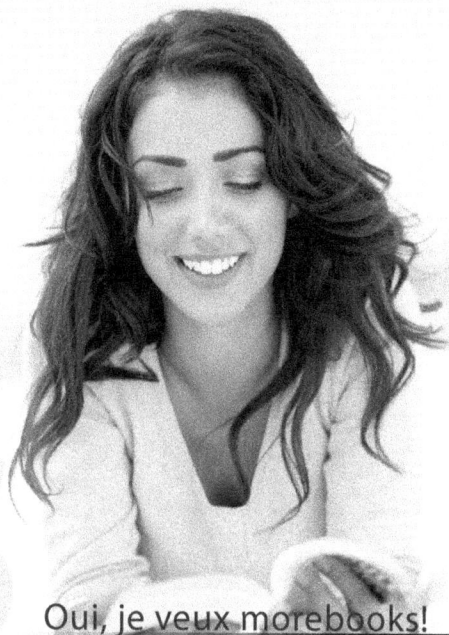

www.ingramcontent.com/pod-product-compliance
Lightning Source LLC
Chambersburg PA
CBHW021611210326
41599CB00010B/699